Joseph Balegamire Safari

Morbidité et mortalité intrahospitalière des enfants au Kivu en RDCongo

Joseph Balegamire Safari

Morbidité et mortalité intrahospitalière des enfants au Kivu en RDCongo

Facteurs prédictifs de la mortalité à l'admission intrahospitalière

Presses Académiques Francophones

Impressum / Mentions légales

Bibliografische Information der Deutschen Nationalbibliothek: Die Deutsche Nationalbibliothek verzeichnet diese Publikation in der Deutschen Nationalbibliografie; detaillierte bibliografische Daten sind im Internet über http://dnb.d-nb.de abrufbar.

Alle in diesem Buch genannten Marken und Produktnamen unterliegen warenzeichen-, marken- oder patentrechtlichem Schutz bzw. sind Warenzeichen oder eingetragene Warenzeichen der jeweiligen Inhaber. Die Wiedergabe von Marken, Produktnamen, Gebrauchsnamen, Handelsnamen, Warenbezeichnungen u.s.w. in diesem Werk berechtigt auch ohne besondere Kennzeichnung nicht zu der Annahme, dass solche Namen im Sinne der Warenzeichen- und Markenschutzgesetzgebung als frei zu betrachten wären und daher von jedermann benutzt werden dürften.

Information bibliographique publiée par la Deutsche Nationalbibliothek: La Deutsche Nationalbibliothek inscrit cette publication à la Deutsche Nationalbibliografie; des données bibliographiques détaillées sont disponibles sur internet à l'adresse http://dnb.d-nb.de.

Toutes marques et noms de produits mentionnés dans ce livre demeurent sous la protection des marques, des marques déposées et des brevets, et sont des marques ou des marques déposées de leurs détenteurs respectifs. L'utilisation des marques, noms de produits, noms communs, noms commerciaux, descriptions de produits, etc, même sans qu'ils soient mentionnés de façon particulière dans ce livre ne signifie en aucune façon que ces noms peuvent être utilisés sans restriction à l'égard de la législation pour la protection des marques et des marques déposées et pourraient donc être utilisés par quiconque.

Coverbild / Photo de couverture: www.ingimage.com

Verlag / Editeur:
Presses Académiques Francophones
ist ein Imprint der / est une marque déposée de
OmniScriptum GmbH & Co. KG
Heinrich-Böcking-Str. 6-8, 66121 Saarbrücken, Deutschland / Allemagne
Email: info@presses-academiques.com

Herstellung: siehe letzte Seite /
Impression: voir la dernière page
ISBN: 978-3-8416-3215-9

Copyright / Droit d'auteur © 2015 OmniScriptum GmbH & Co. KG
Alle Rechte vorbehalten. / Tous droits réservés. Saarbrücken 2015

Morbidité et mortalité intrahospitalière des enfants au Kivu en RDCongo

Facteurs prédictifs de la mortalité à l'admission intrahospitalière

Joseph BALEGAMIRE SAFARI

Table des matières

Dédicaces 3

Remerciements 4

Résumé 5

I. Introduction 8

II. Méthodologie 11

   1. Cadre de l'étude. 11

      a. Situation générale de la République Démocratique du Congo 11

      b. La province du Sud Kivu 11

      c. Hôpital pédiatrique de Lwiro 13

   2. Méthodologie 14

      a. Collecte des données 14

      b. Analyse statistique 17

III. Résultat 21

   1. Description de l'échantillon. 21

   2. Analyse de la mortalité 24

IV. Discussion 33

   1. Caractéristiques des patients 33

   2. Mortalité 34

      a. Mortalité globale 34

      b. Diagnostics infectieux au moment du Décès 34

      c. Facteurs d'admission associés à la mortalité 37

      d. Modèles de régression logistique des paramètres d'admission par rapport à la mortalité 41

V. Conclusions 43

VI. Références bibliographiques 45

Dédicaces

A mes parents Géronce et Marthe, pour votre amour, vos sacrifices, vos efforts consentis pour mes études et mon épanouissement.

A mes sœurs, Bijou, Pauline et Gabriella et mon frère Koko

A toute ma grande famille

Remerciements

Mes sincères remerciements s'adressent au Professeur Michèle Dramaix pour la direction de ce travail malgré ses multiples préoccupations et sollicitations. Ses critiques judicieuses, rigoureuses et objectives nous ont permis de rester dans la ligne objective, caractéristique essentielle d'un travail scientifique. Je lui exprime également ma profonde gratitude pour la formation de master complémentaire en santé publique orientation santé et développement que j'ai eue à suivre durant l'année académique 2009/2010.

Au Dr Bahwere Paluku Jean Lambert, qu'il trouve ici un témoignage de reconnaissance pour son précieux apport scientifique.

Au Dr Etienne Mugisho, pour ses critiques pertinentes et rigoureuses.

A tous les professeurs et assistants de l'école de santé publique de l'Université Libre de Bruxelles, je vous remercie pour votre accompagnement.

A toute l'équipe de l'Hôpital Pédiatrique de Lwiro et du département de nutrition du Centre de Recherche en Sciences Naturelles de Lwiro pour la bonne collaboration

A tous les collègues pour l'ambiance détendue de travail.

Enfin que tous ceux qui ont contribué à la réussite de cette œuvre et que nous n'avons pas cités trouvent ici l'expression de notre profonde gratitude.

Résumé

Objectifs: Déterminer les pathologies responsables de décès et les facteurs d'admission prédictifs de la mortalité des enfants admis à l'hôpital pédiatrique de Lwiro (HPL), Sud-Kivu en République Démocratique du Congo et comparer ces résultats à ceux des études précédentes menées à l'HPL.

Méthodes : Une cohorte rétrospective de 5849 enfants hospitalisés à l'HPL entre le 1er novembre 2004 et le 31 octobre 2008 a été analysée. Trente-neuf variables démographiques, nutritionnelles, cliniques infectieuses et biologiques collectées à l'admission ont été utilisées pour l'analyse de la mortalité. Trois modèles de régression logistique ont été construits pour rechercher les indicateurs pertinents de mortalité.

Résultats : La mortalité globale était de 8.5%. Parmi les causes de décès, on relevait 4 pathologies importantes : la bactériémie (20.3%), la méningite (13.6%), la malaria (11.6%) et la pneumopathie (10.5%).

En analyse univariée, les variables suivantes étaient associées à la mortalité : l'âge, le périmètre brachial, les œdèmes, l'aspect de cheveux, la présence d'un antécédent de malnutrition aigüe sévère chez le patient, le diagnostic nutritionnel, le Z score PPT, le Z score PPA, le motif de consultation, la température, le rythme cardiaque, le rythme respiratoire, le coma, la raideur de la nuque, les lésions buccales, les lésions infectées de la peau, le tirage respiratoire, les signes d'auscultation pulmonaire, le battement des ailes du nez, l'état de conscience, l'ictère, l'incapacité de boire, la prostration, hépatomégalie, le nombre des globules blancs, le taux de lymphocytes, le taux de neutrophiles, le taux d'hémoglobine, la goutte épaisse, le nombre de paquettes.

Dans le modèle logistique portant sur l'ensemble de l'échantillon, les principaux prédicteurs de mortalité étaient le z-score poids pour taille [Z-PTT <-3 : OR(IC95%) : 2.4(1.8-3.2)], l'ictère [OR(IC95%) : 2.5(1.4-4.5)], les lésions buccales [OR(IC95%) : 3.0(2.0-4.6)] et la raideur de la nuque [OR(IC95%) : 2.7 (1.3-5.5)]. Dans le modèle logistique portant sur les enfants de plus de 6 mois, le périmètre brachial était également significatif [PBR < 115mm : OR(IC95%) : 1.6(1.1-2.2)]. Enfin, on observait une forte association entre l'albumine sérique et la mortalité [albumine < 16g/L : OR(IC95%) : 5.0(2.3-11.1)] dans le modèle logistique construit sur l'échantillon réduit pour lequel l'albumine sérique avait été mesurée.

Conclusion : Parmi les pathologies responsables de décès, notre étude a montré par rapport aux études antérieures, une augmentation de la fréquence de la bactériémie et de la méningite, une diminution de la fréquence de gastroentérite et pneumopathie et une fréquence stationnaire pour le paludisme. Après ajustement de différentes variables d'admission, en plus de l'hépatomégalie et l'ictère déjà relevés par les études précédentes, nos résultats suggèrent d'inclure les lésions buccales et le taux de neutrophiles >60% parmi les signes de danger des algorithmes diagnostics de l'OMS dans la région.

Abréviations

CEMUBAC	Centre Médical de l'Université Libre de Bruxelles pour ses activités de Coopération
CRSN	Centre de recherche en science naturelles de Lwiro
HL	Hosmer Lemeshow
HPL	Hôpital Pédiatrique de Lwiro
IC	Intervalle de Confiance
LCR	Liquide Céphalo-Rachidien
OMS	Organisation Mondiale de la santé
OR	Odd ratio
PCIMNE	Prise en Charge Intégrée des Maladies de l'Enfant et du nouveau-né
RDC	République démocratique du Congo
RESOMAL	Solution de Réhydratation pour Malnutrition
RR	Risque relatif
SRO	Sérum de Réhydratation Oral
VIH	Virus de l'Immunodéficience Humaine
Z-score PPA	Z score Poids pour Age
Z-score PPT	Z score Poids pour Taille
Z- score TPA	Z-score Taille pour âge

I. Introduction

La mortalité des enfants constitue un problème de santé publique dans le monde et plus particulièrement dans les pays en voie de développement. Selon un rapport de l'Unicef, 29000 enfants de moins de cinq ans, soit 21 enfants toutes les minutes, meurent chaque jour d'une cause qui pourrait être évitée [1]. En Afrique Subsaharienne, 14,8% d'enfants meurent avant d'atteindre leur cinquième anniversaire et ce taux est estimé à 16.9% pour l'Afrique de l'Est et centrale [2]. En République Démocratique du Congo, le taux de mortalité infantile et celui des enfants de moins de cinq ans sont estimés respectivement, à 126‰ et à 199‰. [3].

Une proportion importante de ce décès survient à l'hôpital suite à une prise en charge inappropriée. Ainsi, Gamatie et al avaient considéré en 1994 que les services de pédiatrie dans les pays à faible revenu seraient des endroits où l'on venait mourir tant la mortalité y était élevée. [4] Cette affirmation reste d'actualité car dans les pays en développement, cette mortalité intra hospitalière en pédiatrie demeure toujours élevée atteignant le 15 % des admissions [5,6]. En R.D.Congo, au Nord Kivu, le service pédiatrique de l'hôpital général de Goma avait enregistré un taux de mortalité intra hospitalière de 15.9% en 2004[7] et au Sud Kivu à l'hôpital pédiatrique de Lwiro, ce taux avait été estimé à 12.3% sur une période de 10 ans allant de 1987 à 1997[8]

La mortalité constitue un des indicateurs importants de la qualité de soins. Dans les pays en voie de développement, elle est la résultante d'une insuffisance des systèmes de santé se manifestant à travers les structures de soins par un déficit en ressources matérielles, humaines et dans l'organisation de soins.[9] Ainsi, dans les établissements de soins des pays à faible revenu, le triage des malades à l'admission n'est pas optimal, les services pour établir un diagnostic sont rudimentaires, voire inexistants, tandis que les médicaments et les matériels de laboratoire sont souvent rares. Les personnels soignants se fient aux signes, aux symptômes et aux antécédents pour déterminer la meilleure prise en charge.[10]

Dès lors, des Etats et de nombreuses organisations internationales à l'occurrence les nations Unies, l'OMS, Unicef etc. focalisent leur intérêt sur la réduction de la mortalité des enfants qui fut ainsi désignée comme l'un des objectifs dans la déclaration du millénaire. [11]

Des études réalisées dans les pays en développement ont montré que les principales causes de cette mortalité des enfants de moins de cinq ans sont la pneumonie, la diarrhée, la malaria, les infections néonatales, la rougeole.[12, 13, 14] et dans la moitié de ces décès, la malnutrition en est la cause directe et sous-jacente [15].]

Dans ce contexte, l'OMS et l'UNICEF avaient mis en place une approche intégrée de la santé axée sur le bien-être de l'enfant dans sa globalité appelée PCIMNE- Prise en charge intégrée des maladies de l'enfant et du nouveau-né qui visait à réduire la mortalité, la morbidité et à améliorer la croissance des enfants de moins de cinq ans. Cette approche se base sur la recherche systématique des signes cliniques de danger des maladies courantes notamment d'infections bactériennes courantes, de malnutrition et d'autres problèmes pour pouvoir instaurer un traitement.[16] Actuellement, dans cette même optique, l'OMS vient de réactualiser un autre manuel TETU - le triage, évaluation et traitement d'urgence - qui était basé également sur la détection de signes cliniques de danger et visait à réduire la mortalité dans les 24 heures suivant l'admission.[17]

Malgré que globalement les causes de décès des enfants de moins de 5 ans vivant dans les pays en développement sont ceux inclus par l'OMS dans la stratégie PCIMNE, il existe des petites variations entre pays. C'est pourquoi l'OMS recommande une adaptation de la stratégie à l'épidémiologie locale. Plusieurs auteurs ont ainsi affiné les directives de l'OMS du PCIMNE en l'adaptant à l'épidémiologie de leur pays.[18- 25] Dans les études effectuées au Kivu, à l'Est de la R.D.Congo, Bahwere et al. avaient montré qu'en plus de 13 signes cliniques d'urgence conseillés par des experts, l'importance de la bactériémie dans la région, imposait de prendre en compte également d'autres signes cliniques tels l'ictère, l'hépatomégalie et l'âge inférieur à 12 mois.[8] Dans la même région, compte tenu de la prévalence de la malnutrition et de son importance en terme de mortalité, Dramaix et al. avaient établi, sur base des indicateurs nutritionnels anthropométriques, cliniques et biologiques, un modèle de prédiction de la mortalité pour identifier les enfants à risque admis en hospitalisation.[26]. Par ailleurs, Prudhon et al, par leur étude multicentrique en Afrique avaient développé un indice de prédiction de la mortalité sur base des paramètres anthropométriques des enfants malnutris admis en situation d'urgence. [27]

Ces modèles de prédiction de mortalité sont indispensables pour faciliter l'évaluation de différentes interventions et rendre plus précis l'autoévaluation à l'échelle d'un hôpital. [8, 28] Malgré l'existence de ces approches, la mortalité intra hospitalière dans les pays en développement demeure un problème de santé publique suite à une absence d'autoévaluation qui empêche de se rendre compte des problèmes de la qualité des soins.

Ainsi, cette étude se fixe comme objectifs de déterminer les facteurs prédictifs de la mortalité hospitalière de l'enfant à Lwiro (Sud-Kivu), d'identifier les pathologies responsables de décès, et de comparer ces résultats dans la discussion à ceux des études précédentes. Elle est une suite de l'analyse des données des études qui avaient été réalisées dans la même région notamment l'étude[1] effectuée de 1986 à 1988 et celle 1987 à 1997[2] intitulée «*Contribution à l'amélioration et l'évaluation de l'enfant hospitalisé en Afrique centrale (Sud-Kivu)* »

---

1. Etude FNRS numéro 3.453.86, Malnutrition protéo-énergétique, infection et mortalité dans les pays en développement : épidémiologie- facteurs de risque et qualité de différents indicateurs nutritionnels

[2] Paluku Bahwere Contribution à l'amélioration et l'évaluation de l'enfant hospitalisé en Afrique centrale (Sud-Kivu). Thèse santé publique ULB, Année 2002

II. Méthodologie

1. Cadre de l'étude.

Notre étude s'est déroulée à l'Est de la République démocratique du Congo, au Sud-Kivu à l'hôpital pédiatrique de Lwiro.

a. Situation générale de la République Démocratique du Congo

La RDCongo est un pays de l'Afrique centrale d'une superficie de 2 345 409 km² avec une population estimée à plus de 72 millions d'habitants.[29] Elle possède un important potentiel de ressources naturelles et minérales mais son économie s'est cependant drastiquement ralentie depuis le milieu des années 1980 à cause de détournements de fonds, de la corruption, de la mauvaise gestion et la guerre.[30]

La RDC est ainsi l'un des pays les plus pauvres du monde. En 2002, 80 % de la population vivait en dessous du seuil de pauvreté fixé à 2 dollars par jour. Près de 44 % des femmes et environ 22 % des hommes n'avaient aucun revenu et en 2007, le taux d'alphabétisme des adultes était de 67%. La pauvreté se manifeste par la malnutrition qui touche entre 30 et 50 % des femmes et des enfants. Au total, 16 millions de personnes sont en situation d'insécurité alimentaire.[31]

Les indicateurs sanitaires montrent aussi que la situation reste préoccupante : le taux de mortalité infantile était estimé à 125 pour mille en 2007, le taux de mortalité maternelle était de 1100 décès pour 100 000 naissances en 2005 et l'espérance de vie était de 46 ans en 2007 contre une moyenne africaine de 51 ans.[2]

b. La province du Sud Kivu

Le Sud Kivu est l'une de 11 provinces de la RDC. Il est situé à l'Est du pays et sa superficie totale est de 64.851 km² pour une population de 3.824.059 individus[3] . Son chef-lieu est la ville

---

[3] Rapport de la division provinciale de l'intérieur Sud-Kivu, RDC, 2007

de Bukavu. Elle est subdivisée en 8 territoires administratifs à savoir Fizi, Idjwi, Kabare, Kalehe, Mwenga, Shabunda, Uvira, Walungu. (Figure 1)

Sur le plan socioéconomique et politique, le Sud Kivu comme toute la région de l'Est de la RDC connait une instabilité depuis plus de dix ans à cause des conflits armés qui s'y déroulent. Cette situation a des effets néfastes sur l'économie et entraine des désordres sociaux.[32]

Ainsi, malgré la fin officielle de la deuxième guerre du Congo en 2002, la population du Sud Kivu continue à subir les effets de bandes armées qui font la loi dans les villes et campagnes et entrainent un déplacement massif des populations.

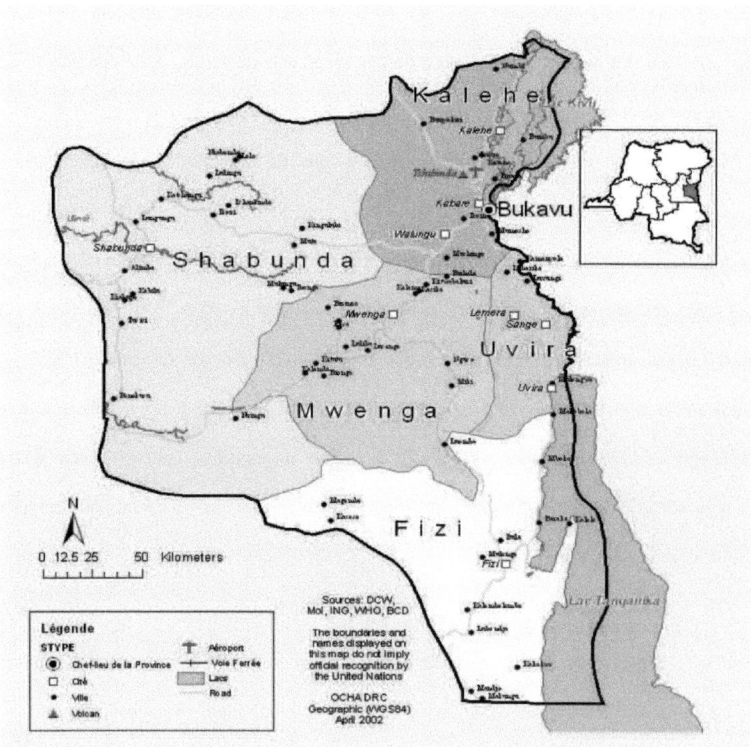

Figure 1 : carte de la province du Sud Kivu

c. Hôpital pédiatrique de Lwiro

L'Hôpital Pédiatrique de Lwiro (HPL) est situé dans le territoire de Kabare de la province du Sud-Kivu, à l'Est de la République Démocratique du Congo, à 42 Km au Nord de la ville de Bukavu qui est une ville se trouvant à la frontière orientale entre la RDC et le Rwanda. Il a une capacité de 70 lits. Environ 3/4 des enfants admis en hospitalisation souffrent de la malnutrition aigüe. Leur prise en charge se fait suivant un protocole national de prise en charge établi par le programme national de nutrition en référence à celui de l'OMS et constitue une des activités importantes des soins au sein de l'hôpital. Ainsi, l'HPL est plus considéré dans la région comme un centre spécialisé dans la prise en charge de la malnutrition aigüe et ses complications. L'équipe médicale de l'HPL a varié au fil des années mais durant la période de cette étude, elle était composée de deux médecins, un nutritionniste, dix infirmiers, six aides-soignants et de quatre laborantins. Par rapport à l'étude précédente effectuée de 1987 à 1997, l'effectif de l'équipe soignante avait été réduite suite à une baisse de financement de l'hôpital,

L'HPL est rattaché au département de nutrition du Centre de Recherche en Sciences Naturelles de Lwiro (C.R.S.N.), une institution publique sous la tutelle du Ministère de l'Enseignement Supérieur, Universitaire et Recherche Scientifique. En plus de l'HPL, le département de nutrition du C.R.S.N comprend une maternité, un laboratoire d'analyses médicales et une unité agronomique.

Le Département de Nutrition du C.R.S.N. a travaillé en coopération avec la section Soins de Santé Primaires et Nutrition du CEMUBAC (Centre Scientifique et Médical de l'Université Libre de Bruxelles pour ses Activités de Coopération) dans le cadre des soins de santé, des recherches sur la malnutrition et carences en micronutriments dans la région du Kivu en RDC jusqu'en octobre 2008.

Suite à une baisse de financement, certains changements se sont survenus par rapport à l'étude de 1987 à 1997 : l'équipe soignante avait été réduite de moitié, l'accès aux soins n'était plus totalement gratuite pour la population, certains examens paracliniques spécialisés pour établir un diagnostic plus précis tels que l'hémoculture, l'albumine sérique, la radiographie n'étaient plus effectués systématiquement.

2. Méthodologie

a. Collecte des données

La collecte des données a été effectuée par un système prospectif de recueil des données mise en place par l'équipe du CEMUBAC depuis 1986 pour tous les enfants admis en hospitalisation. Ces données étaient encodées et saisies dans un fichier DBASE mais depuis l'année 2000, elles sont saisies dans un fichier ACCESS. Les informations sur les caractéristiques sociodémographiques, anthropométriques, biologiques et cliniques sont recueillies systématiquement dès l'entrée du patient jusqu'à la sortie par l'équipe médicale de l'HPL qui est formée et régulièrement recyclée pour la collecte de ces données de routine. Ainsi à l'entrée de l'enfant, une anamnèse et un examen physique complet sont effectués par un infirmier, suivi par un second examen clinique effectué par le médecin qui établit un diagnostic infectieux et nutritionnel, et instaure le traitement. Le même jour, les échantillons pour les examens paracliniques sont prélevés pour être examinés au laboratoire. Les examens paracliniques systématiques effectués sont la numération des globules blancs, des globules rouges et des plaquettes, la formule leucocytaire, la vitesse de sédimentation, l'hématocrite, l'hémoglobine; la recherche des parasites dans les selles et le sang, la détermination du groupe sanguin, et jusqu'en 2004, le dosage de l'albumine et les protéines totales étaient effectués systématiquement. Les autres examens plus spécifiques tels que les cultures bactériologiques des selles, du sang, du Liquide Céphalorachidien (LCR), test sérologique au VIH sont effectués sur avis du médecin suivant la pertinence de la clinique que présente le patient à l'admission.

Les enfants hospitalisés sont suivis quotidiennement par l'équipe médicale durant leur séjour à l'hôpital et les paramètres anthropométriques, cliniques, nutritionnels et paracliniques sont collectés et encodés systématiquement au jour 0, jour 7, jour 30, jour 60 et à la sortie.

Tous les parents des enfants admis pour l'étude étaient informés et consentaient oralement à ce que les données de leurs enfants servent à des fins de recherches. Tous les examens cliniques et biologiques étaient réalisés afin de guider la prise en charge. Aucun n'examen clinique ou biologique n'a été ajouté pour des fins de recherche.

Notre étude a porté sur une cohorte rétrospective de 5849 enfants admis en hospitalisation du 1er novembre 2004 au 31 octobre 2008 et seules les variables collectées à l'admission (jour 0) et à la sortie ont été retenues.

Les caractéristiques retenues pour l'étude sont :

- **À l'admission :**
o **Caractéristiques démographiques** : l'âge, le sexe.
o **Paramètres nutritionnels** : Le périmètre brachial pour les enfants ayant plus de 6 mois d'âge, la présence d'œdèmes, le diagnostic nutritionnel, l'aspect des cheveux, les antécédents de malnutrition aigüe sévère chez le patient, le poids et la taille. Le diagnostic clinique nutritionnel était défini par bon état nutritionnel versus malnutrition dont la classification[4] était: *Kwashiorkor,* enfant présentant des œdèmes nutritionnels avec z-score PPT >2, *malnutrition mixte ou Kwashiorkor-marasmique* enfant présentant des œdèmes nutritionnels ave Z-score ≤-2 et *marasme*, enfant présentant un indice Z-score PPT ≤-3 en l'absence d'œdèmes.
o **Paramètres cliniques** : le motif de consultation, la température corporelle, le rythme respiratoire, les battements cardiaques, les convulsions, la pâleur conjonctivale, l'incapacité de boire, la prostration, la raideur de la nuque, les tirages respiratoires (regroupant le tirage costal, sous costal, intercostal), les signes d'auscultation pulmonaire (regroupant les râles ronflants, crépitants, sous crépitants, le stridor, le souffle tubaire etc.), les battements des ailes du nez, l'altération de la conscience, l'ictère, l'hépatomégalie, la splénomégalie, l'état de déshydratation (regroupant la présence d'au moins un des signes de la déshydratation sévère tels que langue sèche, globes oculaires enfoncés, présence des plis cutanés etc.), vomissements à répétition, les

---

[4] Classification de Gernaat et al, (A new classification of acute protein energy malnutrition, J trop Pediatr, 46 :97-106)

lésions buccales, les lésions infectées de la peau (regroupant l'érythème fessier infecté et autres anomalies de la peau infectée) et le diagnostic infectieux. Ce dernier paramètre regroupait 9 diagnostics à savoir : *le paludisme* était défini par une fièvre associée à la présence de plasmodium sp dans le sang; *les pneumopathies ou infections de voies aériennes supérieures* étaient définies par la présence de râles et/ou d'autres signes auscultatoires de pneumopathies tels que le stridor, les souffles tubaire, pleurétique, amphorique, cavitaire etc. *Gastro entérites* définies par la présence de diarrhée c'est-à-dire plus de 3 selles liquides par jour et /ou avec de signes de déshydratation modérée à sévère ; *Rougeole* : présence d'éruption morbiliforme. *Septicémie et/ou bactériémie* définie par la présence au moins deux signes parmi les suivants : température inférieure à 36 C ou supérieure à 38 °C, tachycardie ou une pulsations supérieures à 90 battements par minute, une polypnée ou mouvement respiratoire supérieur à 50 mouvements, une hyperleucocytose ou hypoleucotyse associés à une présence de bactérie pathogène dans le sang et ou un foyer localisé d'infection. Quatre-vingt-deux pour cent de cas de bactériémie de notre étude ont été diagnostiqués par hémoculture. *Méningite* définie par la présence des signes méningés, de la fièvre et du liquide céphalo-rachidien trouble et/ou examen biochimique positif et/ou culture du liquide céphalo-rachidien positif ; *Infection de la peau* incluant la gale définie par la présence de lésions de la peau généralisées et infectées sévèrement. *L'Otite* regroupait l'otite externe et/ou l'otite moyenne objectivée à` l'otoscopie. *Les autres infections* regroupaient les infections ORL différentes des otites et les infections indéterminées en grande partie. *L'absence d'infection* était définie par une absence de signes cliniques et biologiques d'infection même si l'enfant était en malnutrition sévère.

o **Paramètres biologiques**: le nombre de leucocytes, le pourcentage de lymphocytes et neutrophiles dans la formulaire leucocytaire, le taux d'hématocrite, le taux d'hémoglobine, la vitesse de sédimentation, la numération des plaquettes, la goutte épaisse, l'albuminémie. Le dosage d'albuminémie était effectué systématiquement jusqu'à l'année 2004. Seules les données disponibles (n=756) pour cette année seront exploitées pour cette variable biologique.

- **À la sortie :** l'état de sortie, le diagnostic nutritionnel, le diagnostic infectieux, la durée d'hospitalisation

b. Analyse statistique
- **Transformation des variables**

L'âge des enfants a été reparti en quatre catégories à savoir: <12 mois, 12 - <24 mois, 24 - <60 mois, et ≥60 mois.

Pour le périmètre brachial, le seuil de 115 mm pris en compte pour les enfants ayant plus de 6 mois d'âge a été considéré pour distinguer les enfants en malnutrition sévère des autres. Les Z score poids pour âge (Z score PPA), poids pour taille (Z score PPT) et taille pour âge (Z score TAP) ont été calculés à partir de la courbe de croissance internationale de l'OMS de 2006 avec le logiciel WHO ANTHRO version 2.0.4 Les indices anthropométriques Z score PPA, Z score PPT et le Z score TPA ont été repartis en trois catégories <-3, -3 - -2, >- 2 pour désigner respectivement un état de malnutrition sévère, modérée et bon état nutritionnel. Le diagnostic clinique nutritionnel retenu a été catégorisé en bon état nutritionnel versus malnutrition (type Kwashiorkor, mixte et marasme). L'aspect de cheveux a été dichotomisé en normal versus altéré regroupant les cheveux défrisés, décolorés ou les deux à la fois. Les autres variables nutritionnelles tels l'œdème et l'antécédent de malnutrition aigüe sévère ont été dichotomisés en présence ou absence.

Pour les variables cliniques, les motifs de consultations qui ont été retenus sont malnutrition, diarrhée, fièvre, toux, dyspnée, vomissement, perte de connaissance, éruption cutanée et autres. La température à l'admission prise au niveau axillaire a été répartie en hypothermie soit une température inférieure à 36 °C, une température normale située entre 36° et 37.5°C et une hyperthermie ou fièvre pour une température supérieure à 37.5°C. Les seuils du rythme cardiaque et respiratoire choisis étaient respectivement de 120 pulsations à la minute et de 50 mouvements respiratoires à la minute. Les autres variables cliniques telles que les convulsions, la pâleur conjonctivale, l'incapacité de boire, la prostration, la raideur de la nuque, le tirage respiratoire, les signes d'auscultation pulmonaire, le battement des ailes du nez, l'altération de la conscience, le tirage intercostal, l'ictère, l'hépatomégalie, la splénomégalie, l'état de déshydratation, les lésions buccales, les lésions cutanées infectées ont été regroupées en présence et absence du signe.

Pour les variables biologiques, les seuils considérés étaient choisis par rapport au risque de décès. Ainsi, une hyperleucocytose et une hypoleucocytose ont été retenues quand le nombre de globules blancs était respectivement inférieur à 4000/mm^3 et supérieur à 15000/mm^2. La formule leucocytaire était à prédominance des neutrophiles lorsque le taux de neutrophiles était supérieur à 60% tandis qu'une hypo lymphocytose et une hyper lymphocytose se traduisaient par un taux de lymphocytes inférieur à 35% et supérieur à 60%. Le nombre normal de plaquettes sanguines était compris entre 150000 et 400000/mm^3 ; une valeur inférieure à ce seuil pouvant traduire une infection souvent d'origine virale était considérée comme hypoplaquettose tandis que une hyperplaquettose pouvant traduire une maladie inflammatoire ou infectieuse était prise en compte lorsque une valeur en était supérieure. En référence aux études précédentes dans le même milieu [24], les seuils de la vitesse de sédimentation, du taux d'hématocrite et de l'hémoglobine retenus ont été respectivement 30mm à la 1ère heure, 15% et 7g/dl. Quant à l'albuminémie, celle-ci a été répartie en inférieure à 16 g/l pour désigner une malnutrition aigüe sévère, entre 16 et 23 g/l pour une malnutrition aigüe modérée et supérieure à 23g/dl pour le bon état nutritionnel. L'état de sortie a été dichotomisé en décédé versus sorti vivant. Les évadés ou refus de traitement (10.86%) et les cas transférés (2.22%) dans une autre structure sanitaire ont été classés dans la catégorie de sortis vivants.

- **Analyses statistiques**

Les données recueillies au cours de l'étude ont été encodées avec le logiciel Access version 2003 et analysées avec le logiciel STATA version 10.

Les statistiques usuelles ont été utilisées pour la description de l'échantillon ; les proportions ont été utilisées pour décrire les variables en catégories, la moyenne et la déviation standard (DS), la médiane et les percentiles 25 et 75 (P25 – P75) lorsque respectivement la distribution était symétrique et asymétrique. Le test chi carré de Pearson a été utilisé dans l'analyse des tables de contingences. Les risques relatifs de la mortalité ont été estimés ainsi que leurs intervalles de confiance à 95%.

Pour la recherche des indicateurs pertinents de la mortalité, 3 modèles de régression logistiques ont été construits par la méthode de sélection progressive pas à pas sur le rapport des vraisemblances. Les variables à plus de deux catégories ont été transformées en indicateurs avec comme catégorie de référence celle qui présentait le moindre risque de décès. L'hématocrite et le taux d'hémoglobine n'ont pas été inclus dans les modèles compte tenu de la perte de sujets que ces deux variables engendraient concomitamment. En outre, les diagnostics cliniques nutritionnels et infectieux n'ont pas été inclus dans la construction des modèles, considérant que ce sont les signes cliniques qui contribuent à établir ces diagnostics. Toutefois, les indicateurs anthropométriques étant corrélés, les 2 indicateurs les plus fortement associés à la mortalité : Z PPT et le périmètre brachial ont été choisis pour être inclus dans les modèles logistiques.

Le modèle I n'a pas inclus le périmètre brachial pour ne pas exclure les enfants de moins de six mois. Il s'est construit sur base de variables démographiques, nutritionnelles, cliniques infectieuses, paracliniques. Ensuite le modèle II, a été construit avec les mêmes variables que ceux du modèle I auxquelles on a ajouté le périmètre brachial. Enfin, tenant compte du nombre réduit des sujets de la variable albumine sérique, le modèle III s'est construit avec 7 prédicteurs choisis dont 4 variables faisant référence à l'étude de 1986[5] (groupe d'âge, périmètre brachial, la présence d'œdèmes et l'albumine sérique nutritionnels) et 3 variables cliniques infectieuses choisies en fonction de la bonne spécification du modèle par le Link test (incapacité de boire, ulcérations infectées de la peau, prostration).

---

[5]Malnutrition proteo-énergétique, infection et mortalité dans les pays en développement : épidémiologie- facteurs de risque et qualité de différents indicateurs nutritionnels FNRS numéro 3.453.86

Les interactions entre les variables du modèle ont été testées. Les odds ratios et leurs intervalles de confiance à 95% ont été dérivés des modèles finaux sans interaction, les P valeurs présentées dans les tableaux sont celles correspondant au Chi carré de Wald.

Les conditions d'application des différents modèles de régression logistique ont été vérifiées par le test de Hosmer et Lemeshow et le Link test qui permet de vérifier si la spécification du modèle était bonne. L'absence de colinéarité entre les variables incluses dans les différents modèles a été vérifiée par les facteurs d'inflation de variance. L'analyse des résidus a été effectuée pour détecter les éventuels outliers.

III. Résultat

1. Description de l'échantillon.

Notre échantillon est composé en grande partie par des enfants de sexe masculin (53.7%) et la proportion d'enfants est plus élevée dans la tranche d'âge comprise entre 12 et <24 mois par rapport aux autres tranches d'âge. (Tableau 1)

Tableau 1. Description de l'échantillon en fonction des variables démographiques

Variables	Nombres d'enfants	Fréquences	Médiane (P25-P75)
Age enfant (mois)	5819		27.4 (13.1 – 52.5)
< 12		20.2	
12 – <24		35.9	
24 – <60		21.2	
≥60		22.7	
Sexe	5840		
Masculin		53.7	
Féminin		46.3	

Selon le diagnostic nutritionnel clinique (voir tableau 2), plus de la moitié d'enfants (54.7%) admis en hospitalisation étaient en malnutrition et 15.4% avaient une antécédent de malnutrition sévère. Sur base du périmètre brachial, on observait 72.5% d'enfants était en malnutrition sévère. Par rapport aux indices nutritionnels, 14.6 % d'enfants hospitalisés présentaient une émaciation, 48.8% une insuffisance pondérale et 58.1 % de retard de croissance.(Tableau2.)

Tableau 2. Description de l'échantillon en fonction des variables Nutritionnelles

Variables	Nombres d'enfants	Fréquences (%)	Moyenne ± DS
Périmètre brachial	5251		129.4 ± 20.4
≤ 115 mm		25.4	
>115 mm		74.6	
Œdèmes	5833		
Présence		44.6	
Absence		55.4	
Aspect des Cheveux	5827		
Décolorés, défrises ou défrisés décolorés		54.3	
Normaux		45.7	
Antécédents de malnutrition chez l'enfant	5827		
Présent		15.4	
Absents		84.6	
Diagnostic nutritionnel	5834		
Bon état nutritionnel		45.3	
kwashiorkor		34.2	
Mixte (kwashiorkor-Marasme)		13.3	
Marasme		7.2	
Z- score PPT	4599		-1.4 ± 1.5
< -3		14.6	
-3-≤-2		17.2	

>-2		68.2	
Z- score PPA	4515		-2.9± 1.6
< -3		48.8	
-3-≤-2		21.7	
>-2		29.5	
Z- score TPA	4155		-3.2± 1.6
< -3		58.1	
-3-≤-2		20.2	
>-2		21.7	

Le tableau 3 présente les différentes proportions d'enfants regroupés selon les variables cliniques infectieuses. On constate que sur base du diagnostic infectieux, 23.9% enfants ne présentaient pas d'infection. Parmi ceux-ci, 56% d'enfants étaient en malnutrition et le reste avait un diagnostic non infectieux tel que l'hypoglycémie, intoxication médicamenteuse, épilepsie, brûlure, diabète asthme, syndrome néphrotique, drépanocytose etc.

Tableau 3. Description des variables cliniques infectieuses de l'échantillon

Variables	Nombres d'enfants	Fréquences (%)
Motif de consultation	*5844*	
Malnutrition		46.4
Fièvre		24.9
Convulsion		10.8
Diarrhée		6.5
Dyspnée		3.4
Vomissement		1.5
Toux		1.1
Perte de connaissance		1.0
Eruption cutanée		1.0
Autres		3.4
Température (°c)	*5791*	
< 36		3.9
36 – 37.5		51.2
>37.5		44.9
Rythme cardiaque	*5758*	
< 120		35.1
≥120		64.9
Rythme respiratoire	*5730*	
<50		84.8
≥50		15.2
Convulsion	*5838*	
Présence		8.7
Coma	*5819*	
Présence		3.6
Raideur méningée	*5840*	
Présence		1.2
Pâleur des conjonctives	*5843*	
Présence		18.3
Lésions buccales	*5838*	
Présence		3.1
Lésions infectées de la peau	*5844*	
Présence		7.4
Signes de Déshydratation	*5849*	
Présence		5.8
Tirage Respiratoire	*5827*	

Présence		4.6
Signes d'auscultation pulmonaire	*5822*	
Présence		8.5
Battement des ailes du nez	*5830*	
Présence		5.6
Etat de la conscience Altéré	*5829*	
Présence		4.7
Ictère	*5839*	
Présent		1.7
Incapacité de Boire	*5827*	
Présente		8.1
Vomissement à répétions	*5829*	
Présence		10.7
Prostration	*5841*	
Présence		69.6
Hépatomégalie	*5839*	
Présence		16.9
Splénomégalie	*5836*	
Présence		15.3
Diagnostic infectieux	*5841*	
Malaria		39.4
Pas d'infection		23.9
Septicémie		9.8
Autres		7.8
Gastroentérite		7.3
Pneumopathie		5.5
Méningite		2.6
Infection de la peau		1.5
Otite		1.3
Rougeole		0.8

Pour certains examens paracliniques effectués, une forte proportion d'enfants présentaient des valeurs normales : il s'agit du nombre de globules blancs, taux de lymphocyte, taux de neutrophile, taux d'hématocrite, taux d'hémoglobine et du taux d'albumine. Pour d'autres paramètres, une forte proportion d'enfants se trouvait dans la catégorie supposée être à risque d'infection : ces paramètres sont la vitesse de sédimentation avec 61.9% et la goutte épaisse positive avec 63.6%. (Tableau 4)

Tableau 4 Description de l'échantillon par rapport aux variables Biologiques à l'admission

Variables	Nombres d'enfants	Fréquences (%)
Leucocytes (/mm³)	5771	
< 4000		2.0
4000 - <15000		83.2
≥ 15000		14.8
Lymphocyte (%)	5783	
< 35		24.2
35 – 60		48.4
>60		27.4
Neutrophile (%)	5780	
>60		28.5
≤ 60		71.5
Hématocrite (%)	4616	

≤ 15		3.1
>15		96.9
Vitesse de sédimentation (mm/heure)	5758	
≥30		61.9
<30		38.1
Taux d'hémoglobine (g/dl)	1849	
≥7		52.9
<7		47.1
Goutte épaisse	5744	
Positive		63.6
Négative		36.4
Albuminémie (g/l)	756	
< 16		12.0
16 – 23		22.8
>23		65.2
Plaquettes sanguines (nbre/ mm³)	5753	
< 150 000		32.7
150 000 – 400000		66.0
> 400000		1.3

2. Analyse de la mortalité

Durant notre étude, 496 enfants étaient décédés en cours d'hospitalisation soit 8.5 % (Figure1). De ces décès, 35 étaient décédés dans les 24 heures d'hospitalisation soit une mortalité précoce de 8.6%. La durée médiane générale d'hospitalisation était de 16 jours (8 - 25). Le séjour médian d'hospitalisation des enfants en bon état nutritionnel et en malnutrition aigue sévère était respectivement de 9 jours (6 – 14) et de 22 jours (15–29). Quant aux décès et sortis vivants, leur durée médiane d'hospitalisation était respectivement de 7 jours (3 – 14.5) et de 17 jours (8 -26)

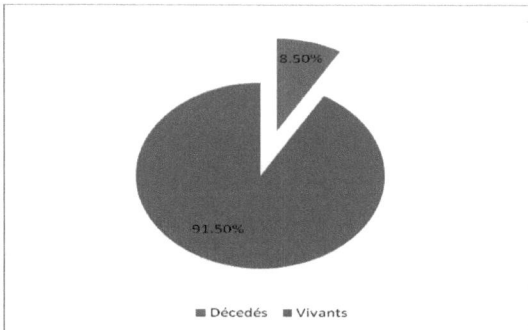

Figure2 : Mortalité globale au cour de l'étude

La figure 2 présente les diagnostics infectieux qui ont été retenues lors du décès; on constate que dans la plupart des cas, la cause infectieuse de décès est ignorée et que 7.2% sont décédés d'une cause non infectieuse pouvant être un syndrome néphrotique, le diabète, insuffisance cardiaque etc.

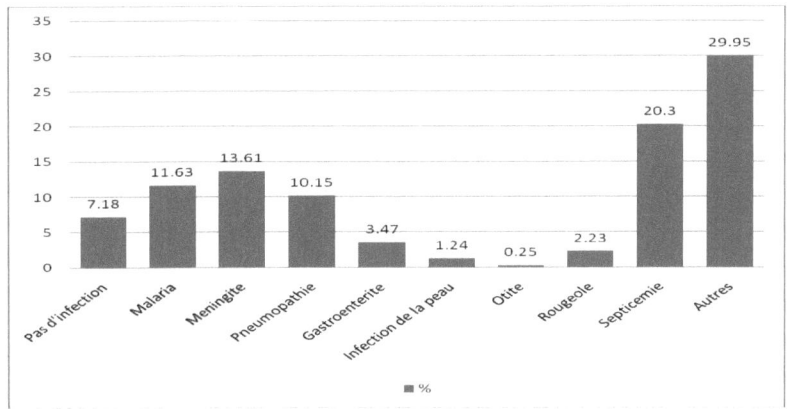

Figure3 Diagnostic infectieux de décès

La figure 3 montre que plus de la moitié de décès avait pour cause sous-jacente la malnutrition aigüe sévère et selon le diagnostic clinique du type de malnutrition, la malnutrition aigue sévère mixte (39.91%) venait en première position suivie du Kwashiorkor (37.9%) et du Marasme (22.22%).

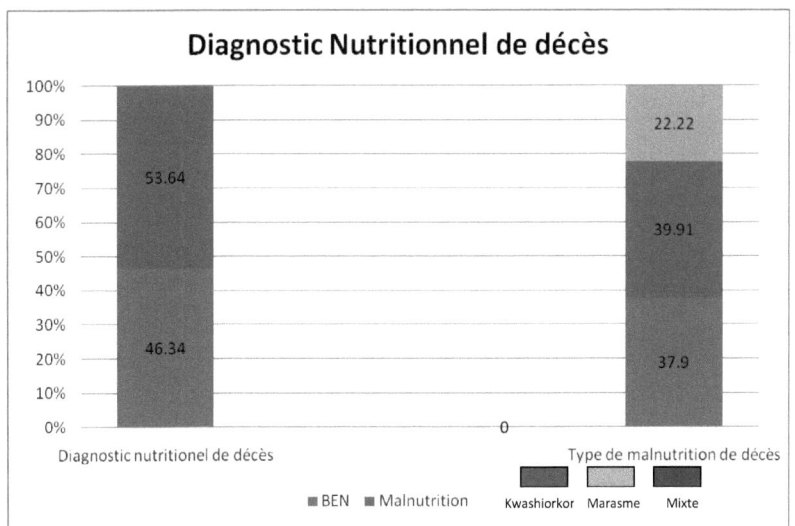

Figure 4 : Diagnostic nutritionnel de décès

Le tableau 5 montre une association significative entre l'âge et la mortalité intrahospitalière avec une forte proportion de mortalité infantile (Age <12 mois).

Tableau 5. Mortalité en fonction de variables démographiques

Variables	n	% de décès	RR (IC 95%)	P
Age enfant (mois)	5818			<*0.001*
< 12	1321	11.9	1.76 (1.4 - 2.2)	
12 - < 24	1230	8.86	1.3 (1.03 - 1.6)	
24 - <60	2092	6.79	1	
≥60	1175	7.15	1.1 (0.8 – 1.4)	
Sexe	5839			
Féminin	2705	8.9	1.12 (0.9-1.3)	0.189
Masculin	3134	8.0	1	

Toutes les variables nutritionnelles retenues présentent une association significative avec la mortalité intra hospitalière à l'exception de l'indice nutritionnel Taille pour Age (Z-score TPA). Ainsi, les enfants avec un périmètre brachial < 115 mm, et situés dans la catégorie basse des indices anthropométriques Z-score PPT, Z-score PPA présentaient un risque de décès significativement plus élevé que les enfants d'autres catégories. On observe un gradient croissant de mortalité suivant que l'état nutritionnel défini par les indices nutritionnels Z-score PPT et Z-score PPA passe de l'état normal à l'état de malnutrition aigüe sévère.

L'aspect des cheveux, les antécédents de malnutrition aigüe sévère et les œdèmes étaient associés significativement à la mortalité et le risque de décès était moindre en cas d'aspect anormal des cheveux, de présence d'antécédent de malnutrition aigüe sévère et de présence d'œdèmes. [tableau 6]

Tableau 6. Mortalité en fonction des variables nutritionnelles

Variables	Nombres d'enfants	(%) de décès	RR (IC 95%)	P
Périmètre brachial	5251			*< 0.001*
≤ 115 mm	1333	12.9	2.1 (1.7 - 2.5)	
>115 mm	3918	6.2	1	
Œdèmes nutritionnels	5832			
Présence	2604	7.26	0.7 (0.6 - 0.9)	0.002
Absence	3228	9.51	1	
Cheveux	5826			*0.010*
Décolorés et/ou défrises	3163	7.62	0.8 (0.6 - 0.9)	
Normaux	2663	9.50	1	
Antécédents de malnutrition chez l'enfant	5826			0.040
Absents	4931	8.78	1.3 (1.0 - 1.7)	
Présent	895	6.70	1	
Diagnostic nutritionnel	*5834*			*<0.001*
Marasme	421	14.0	1.5 (1.2 - 2.0)	
Mixte (kwashiorkor-Marasme)	778	13.8	1.5 (1.2 - 1.9)	
kwashiorkor	1991	4.8	0.5 (0.4- 0.7)	
Bon état nutritionnel	2644	8.7	1	
Z- score PPT	*4598*			*<0.001*
< -3	673	14.4	2.1 (1.6 - 2.6)	
-3-≤-2	791	10.2	1.4 (1.1 - 1.9)	
>-2	3134	6.8	1	
Z- score PPA	*4515*			*<0.001*
< -3	2207	10.3	1.6 (1.2 - 2.0)	
-3-≤-2	978	7.3	1.1 (0.8 - 1.5)	
>-2	1330	6.4	1	
Z- score TPA	*4155*			*0.117*
< -3	2415	8.3	1.0 (0.8 - 1.3)	
-3-≤-2	839	10.4	1.3 (0.9 - 1.7)	
>-2	901	7.9	1	

Parmi les variables cliniques infectieuses associées significativement à la mortalité, on observait 9 signes pour un risque relatif supérieur à deux. Il s'agit par ordre de grandeur décroissant de : la raideur de la nuque (RR=3.8), ulcérations buccales RR=3.6), le coma(RR=2.9) , l'ictère (RR=2.9), l'incapacité de boire (RR=2.8), l'état de conscience (RR =2.5), le tirage respiratoire (RR =2.4), une hypothermie (RR=2.3), la prostration (RR=2.2). Trois signes cliniques (pâleur de conjonctive, vomissement à répétition, splénomégalie) n'étaient pas associés significativement à la mortalité. Parmi les diagnostics infectieux d'admission, la méningite (RR=8.9), la Bactériémie (RR 4.3), la rougeole (RR=4.3), les Pneumopathies (RR=3.9) constituaient les quatre pathologies pour lesquelles les décès sont les plus élevés (avec comme catégorie de référence=pas d'infections). En prenant la malnutrition dans les motifs d'admission comme catégorie de référence, on constate que celle-ci est la moins associée à la mortalité tandis que la dyspnée constitue la plainte pour laquelle le risque de décès est le plus élevé. [Tableau 7]

Tableau 7. Mortalité en fonction des variables cliniques

Variables	Nombres d'enfants	(%) décès	RR (IC 95%)	P
Motif de consultation	*5843*			*<0.001*
Malnutrition	2741	6.6	1	
Fièvre	1457	8.5	1.3 (1.0 - 1.6)	
Convulsion	629	11.8	1.79 (1.4 - 2.3)	
Diarrhée	380	9.2	1.40 (0.9 - 1.9)	
Dyspnée	198	17.2	2.6 (1.9 - 3.7)	
Vomissement	88	12.5	1.9 (1.1 - 3.4)	
Toux	61	8.2	1.2 (0.5 - 2.9)	
Perte de connaissance	50	16.0	2.4 (1.3 - 4.7)	
Eruption cutanée	44	15.9	2.4 (1.2 - 4.8)	
Autres	195	9.2	1.4 (0.8 - 2.2)	
Température (°c)	*5791*			*<0.001*
< 36	277	15.9	2.2 (1.6 - 3.1)	
36 - 37.5	2963	7.1	1	
>37.5	2600	9.3	1.3 (1.1 - 1.6)	
Rythme cardiaque	*5757*			*0.003*
≥ 120	3740	9.3	1.3 (1.1 - 1.6)	
< 120	2017	7.0	1	
Rythme respiratoire	*5729*			*<0.001*
≥50	868	13.5	1.8 (1.5 - 2.1)	
< 50	4861	7.6	1	
Convulsion	*5838*			*0.056*
Présentes	513	10.7	1.3 (0.9 - 1.7)	
Absentes	5324	8.3	1	
Coma	*5818*			*<0.001*
Présence	210	22.9	2.9 (2.2 - 3.8)	
Absence	5608	7.9	1	
Raideur méningée	*5839*			*<0.001*
Présence	71	30.9	3.8 (2.6 - 5.4)	
Absence	5768	8.2	1	
Pâleur des conjonctives	*5842*			*0.140*
Présence	1.072	9.6	1.1 (0.9 - 1.4)	
Absence	4770	8.2	1	
lésions buccales	*5838*			*< 0.001*
Présence	5659	25.1	3.6 (2.6 - 5.0)	
Absence	179	7.9	1	
lésions infectées de la peau	*5844*			*<0.001*
Présence	430	13.9	1.7 (1.3 - 2.2)	
Absence	5413	8.1	1	
Signes de Déshydratation	*5849*			*0.004*
Présence	339	12.7	1.5 (1.2 - 2.1)	
Absence	5507	8.3	1	
Tirage Respiratoire	*5826*			*<0.001*
Présence	265	18.9	2.4 (1.8 - 3.1)	
Absence	5561	7.9	1	
Signes d'auscultation pulmonaire	*5821*			*< 0.001*

Présence	492	13.6	1.7 (1.3 - 2.2)	
Absence	5329	8.0	1	
Battement des ailes du nez	**5830**			*0.0009*
Présence	328	13.4	1.6 (1.2 - 2.2)	
Absence	5501	8.2	1	
Etat de la conscience	**5828**			*<0.001*
Altéré	273	20.2	2.5 (2.0 - 3.3)	
Normal	5555	7.9	1	
Ictère	**5838**			*<0.001*
Présence	97	23.97	2.9 (2.0 - 4.7)	
Absence	5741	8.24	1	
Incapacité de Boire	**5826**			*<0.001*
Présence	*474*	20.89	2.8 (2.3 - 3.5)	
Absence	*5352*	7.38	1	
Vomissements à répétition	**5828**			*0.128*
Présence	*625*	10.08	1.2 (0.94 - 1.6)	
Absence	*431*	8.28	1	
Prostration	**5841**			*<0.001*
Présence	*1774*	13.75	2.2 (1.9 - 2.6)	
Absence	*4.066*	6.17	1	
Hépatomégalie	**5838**			*<0.001*
Présence	984	12.30	1.6 (1.3 - 1.9)	
Absence	4854	7.73	1	
Splénomégalie	**5835**			*0.687*
Présence	893	8.85	1.1 (0.8 - 1.3)	
Absence	4942	8.44	1	
Diagnostic infectieux	**5840**			*<0.001*
Malaria	2303	6.47	1.9 (1.4 - 2.7)	
Méningite	152	29.52	8.9 (6.2 - 13.1)	
Pneumopathie	323	13.00	3.9 (2.6 - 5.8)	
Gastroentérite	427	7.26	2.2 (1.4 - 3.4)	
Infection de la peau	86	10.47	3.2 (1.6 - 6.3)	
Otite	78	2.56	0.8 (0.2 - 3.1)	
Rougeole	49	14.29	4.3 (2.1 - 9.1)	
Bactériémie	571	19.96	6.1 (4.4 - 8.4)	
Autres infections	454	11.23	3.4 (2.3 - 5.0)	
Pas d'infection	1397	3.29	1	

Le tableau 8 présente les associations entre les différentes variables biologiques et la mortalité. Certaines catégories de variables traduisant souvent une infection dans notre contexte telles que le nombre de globules blancs inférieur à 4000/mm³ ou supérieur à 15000/mm³, un taux de neutrophiles supérieur à 60%, de lymphocytes inférieur à 35% et supérieur à 60%, le nombre de plaquettes supérieur à 400 000/mm³ ou inférieur 150000/mm³ présentaient un risque significatif de décès. Ceci était valable également pour la malnutrition aigüe sévère correspondant à la catégorie d'albumine sérique < 16g/dl. Cependant, on constate que les catégories à risque choisies pour les taux d'hémoglobine et la goutte épaisse - c'est à dire un taux hémoglobine<7g/dl et une goutte épaisse positive pour paludisme - présentaient moins de risque de décès que le reste des catégories.

Les autres examens para cliniques tels que l'hématocrite, la vitesse de sédimentation n'étaient pas associés à la mortalité.

Tableau 8 Mortalité en fonction des variables biologiques

Variables	Nombres d'enfants	% de décès	RR (IC à 95%)	P
Leucocytes (/mm³)	5770			<0.001
< 4000	118	14.4	1.9 (1.2 – 2.9)	
4000 - <15000	4799	7.6	1	
≥ 15000	853	11.9	1.6 (1.3 – 1.9)	
Lymphocyte (%)	5782			<0.001
<35	1400	13.0	1.9 (1.6 – 2.3)	
35 – 60	2796	6.8	1	
>60	1586	7.0	1.03 (0.2 – 1.3)	
Neutrophile (%)	5779			< 0.001
>60	1648	13.3	2.1 (1.8 – 2.5)	
≤60	4131	6.41	1	
Hématocrite (%)	4615			0.587
≤ 15	145	6.2	0.8 (0.4 – 1.6)	
>15	4470	7.4	1	
Vitesse de sédimentation (mm/heure)	5757			0.050
≥30	3566	7.8	0.8 (0.7 – 1.00)	
<30	2191	9.3	1	
Taux d'hémoglobine (g/l)	1849			< 0.001
<7	978	8.3	0.6 (0.4 – 0.7)	
≥7	871	14.8	1	
Goutte épaisse	5743			<0.001
Positive	2093	6.6	0.71 (0.6 – 0.9)	
Négative	3650	9.3	1	
Albuminémie (g/l)	756			0.0054
< 16	91	13.2	2.1 (1.2 – 4.1)	
16 - 23	172	8.14	1.3 (0.7 – 2.5)	
>23	493	6.1	1	
Plaquettes sanguines (nbre/mm³)	5753			0.032
< 150 000	1882	9.4	1.2 (1.0 – 1.4)	
150 000 - 400000	3799	7.8	1	
> 400000	72	13.9	1.8 (0.9 – 3.2)	

Le tableau 9 regroupe les trois modèles de régressions logistiques construits sur base des paramètres démographiques, nutritionnels, cliniques infectieux et biologiques. Les différentes variables ayant fait l'objet de la sélection du modèle ont été décrites dans la méthodologie statistique. Le modèle 1 ayant exclus le périmètre brachial dans le but de ne pas exclure les enfants de moins de 6 mois d'âge montre qu'après ajustement, 12 variables ont été retenues dont

9 cliniques infectieuses (incapacité de boire, raideur de la nuque, prostration, ictère, ulcérations infectées de la peau, lésions buccales, rythme respiratoire, coma, hépatomégalie) une seule nutritionnelle (le Z score PPT), et deux paracliniques (Goutte épaisse, le neutrophiles). Après ajustement, le modèle II a retenu les mêmes variables que celles du modèle 1 mis à part que le fait que le périmètre brachial a été inclus (OR ajusté= 1.6) et la raideur de la nuque et le taux de neutrophile exclus. Sur base de l'effectif réduit de l'albumine, le modèle III a été construit à partir de 7 variables dont 5 en référence aux variables de l'étude antérieure de 1986 et 2 variables cliniques infectieuses choisies en fonction de la bonne spécification du modèle. Cinq variables ont été retenues à savoir le périmètre brachial, incapacité de boire, prostration, vomissement à répétition et l'albumine sérique.

Tableau 9: Modèles de régression logistique de prédiction de la mortalité

	Modèle 1 N=4365 Décès=365		Modèle 2 N=5013 Décès=392		Modèle 3 N=659 Décès=59	
	OR (IC 95%)	P	OR(IC 95%)	P	OR (IC 95%)	P
Périmètre brachial (mm)						
≤115/115			1.6 (1.1 – 2.2)	0.007	2.1 (1.2 – 3.9)	0.013
Z -score PPT		<0.001		0.006		<0.001
< -3	2.4 (1.8 – 3.2)		1.9 (1.3 – 2.9)		5.0 (2.3 – 11.1)	
- 3 - -2	1.7 (1.3 – 2.3)		1.4 (1.0 – 2.1)		2.2 (1.1 – 4.6)	
> -2	1		1		1	
Incapacité boire		<0.001		<0.001		<0.001
Présence/Absence	2.0 (1.4 – 2.8)		2.0 (1.3 – 3.0)		4.2 (2.3 – 10.3)	
Prostration		<0.001		<0.001		0.026
Présence/Absence	1.9 (1.5 – 2.3)		1.7 (1.3 – 2.2)		2.0 (1.1 – 3.7)	
Ictère		0.002		0.006		
Présence/Absence	2.5 (1.4 – 4.5)		2.4 (1.3 – 4.6)			
Lésions de la peau		0.022		0.007		
Présence/Absence	1.5 (1.0 – 2.1)		1.7 (1.2 – 4.6)			
lésions buccales		<0.001		<0.001		
Présence/Absence	3.0 (2.0 – 4.6)		3.2 (2.1 – 5.0)			
Rythme Respiratoire		0.021		0.019		
≥ 50/<50	1.5 (1.2 – 2.0)		1.5 (1.1 – 2.0)			
Coma		0.034		0.006		
Présence/Absence	1.8 (1.0 – 3.0)		2.15 (1.2 – 3.7)			
Hépatomégalie		0.002		<0.001		
Présence/Absence	1.6 (1.2 – 2.1)		1.8 (1.3 – 2.5)			
Goutte épaisse		0.001		0.008		
Positive/ Négative	0.7 (0.5 – 0.8)		0.7 (0.5 – 0.9)			
Neutrophiles		<0.001				
>60/≤ 60	1.9 (1.5 – 2.4)					
Raideur de la nuque		0.007				
Présence/Absence	2.7 (1.3 – 5.5)					
Albumine (g /l)						<0.001
< 16					5.0 (2.3 – 11.1)	
16 - 23					2.2 (1.1 – 4.6)	
>23					1	
Vomissement à répétition						0.012
Présence/Absence					2.6 (1.2 – 5.5)	
	H.L. Chi carré= 11.00	P=0.13	H.L. Chi carré=10.56	P=0.16	H.L. chi carré =3.31	P=0.76

Modèle1 établie sur base de la totalité de l'échantillon
Modèle2 établie sur base de l'échantillon d'enfants ayant plus de 6 mois d'âge compte tenue de le prise du périmètre brachiale
Modèle3 établi sur base d'un échantillon réduit où l'albumine a été mesurée

IV. Discussion

En élaborant la stratégie PCIMNE et actuellement TETU, l'OMS et l'UNICEF ont montré l'importance de différents signes d'admission pour identifier le patient à risque de décès. Ainsi, cette étude basée sur la mortalité intra hospitalière à Lwiro s'était fixée comme objectif d'identifier les pathologies responsables de décès, de déterminer les facteurs d'admission prédisant cette mortalité et de les comparer aux études antérieures.

1. Caractéristiques des patients

Durant note étude, 5849 enfants ont été admis en hospitalisation à L'HPL dont 54% étaient de sexe masculin. Ceci se rapproche de l'échantillon de l'étude antérieure de 1987 à 1997 qui avait trouvé également que la proportion de garçons était de 55%. La proportion la plus élevée d'enfants dans notre échantillon se trouvait dans la tranche d'âge comprise entre 12 à 24 mois (36%) tandis que dans l'échantillon antérieur celle-ci se trouvait dans la tranche d'âge comprise entre 0 et 12 mois (31%) (tableau1). Dans notre échantillon, respectivement, 45% et 32% d'enfants présentaient des œdèmes et avaient un Z score PPT <-2 tandis que dans l'échantillon de l'étude antérieure, les enfants présentant d'œdèmes et avec un Z score < -2 étaient de 22% et 30%.(tableau2)

La plainte principale d'admission était la malnutrition (46%) contrairement à l'étude précédente qui l'avait trouvé en deuxième position (23.1%) après une catégorie regroupant la fièvre principalement et les autres plaintes telles que l'anémie, l'intoxication aux médicaments indigènes et plaintes respiratoires(42.2%). Certains signes cliniques étaient présents chez plus 10% d'enfants notamment la pâleur de conjonctive palpébrale, le rythme cardiaque, rythme respiratoire la prostration, une hépatomégalie, une splénomégalie. En contraste à la notre, dans l'étude antérieure, les convulsions et les signes de déshydratations étaient présent chez plus de 10% d'enfants.(tableau3)

Par rapport aux variables biologiques, plus de 10% d'enfants étaient retrouvés dans les catégories supposées être à risque à l'exception de leucocytes inférieures à 4000/mm^3 (2%) et le taux d'hématocrite inférieur à 15% (3%).(tableau4).

2. Mortalité

a. Mortalité globale

Dans notre étude, la mortalité globale a été estimée à 8.5% dont 54% d'enfants en malnutrition aigüe sévère. Ce taux est différent de celui d'une étude effectuée récemment dans la même région au Nord Kivu en RDC et d'une autre effectuée au Burkina-Faso qui avaient trouvé un taux de mortalité de 15%.[6,7] Cependant une diminution de la mortalité globale est constatée par rapport à l'étude antérieure de Bahwere et al [8] effectuée dans la même structure sanitaire qui l'avait estimé à 12.1% avec 57% de malnutrition parmi le décès. Ainsi, se basant sur les proportions de malnutrition aigüe sévère parmi les décès dans les deux études, on constate que cette pathologie contribue directement ou indirectement à plus un décès sur deux des enfants admis en hospitalisation. Ceci rejoint les résultats de Hennart [33], Murray[7] et DL pelletier [34] qui avaient montré à travers leurs études l'effet aggravant de la malnutrition sur la mortalité infanto-juvénile. Par les études précédentes dont le début remonte à environ 20 ans, en plus des mesures simples existantes telles un examen clinique global quotidien et une standarisation des schémas thérapeutiques des principales infections, la diminution de la mortalité durant notre étude pourrait être attribuée à la disponibilité des laits thérapeutiques (F75 et F100) ayant permis d'améliorer la survie des enfants avec une malnutrition sévère. Ceci pourrait être objectivé dans notre étude chez les enfants présentant des œdèmes qui avaient un moindre risque de décès (RR=0.76).(tableau 6)

b. Diagnostics infectieux au moment du Décès

Parmi les diagnostics infectieux de décès, on constate que les septicémies et/ou bactériémie (20.3%), méningites (13.6%), malaria (11.63%) et pneumopathie (10.15%) sont les grandes pathologies qui dominent les causes de décès. Cette situation est en légère contraste avec les pathologies antérieures responsables de décès qui jadis étaient regroupées dans les quatre grandes pathologies à savoir les gastroentérites, bactériémie, pneumopathie et paludisme. La forte proportion de septicémie et/ou bactériémie dans notre étude pourrait s'expliquait par son diagnostic qui ne s'associait pas systématiquement un examen d'hémoculture. Toute fois, les études antérieures [8] avaient déjà suggéré d'adapter la PCIMNE en incluant la bactériémie dans les stratégies diagnostiques et thérapeutiques. Actuellement, cette proposition reste valable et devrait constituer une priorité car, cette pathologie présente un problème de diagnostic suite une absence des signes pathognomoniques mais également suite à un déficit de laboratoire capable d'effectuer des hémocultures dans les pays en développement.[36]

Sáez-Llorens et al. avaient montré que 25% d'enfants atteints de septicémie finissaient par développer une méningite.[37] Cette relation pourrait expliquer la deuxième position qu'occupent les méningites comme cause de décès. Cette pathologie pose souvent un problème de reconnaissance précoce et exige une antibiothérapie urgente adaptée qu'il n'est pas souvent possible d'acquérir dans les pays en développement.[38]

A l'instar de l'étude antérieure [8], la proportion de paludisme comme cause de décès est resté stationnaire à 11%. Ceci se rapproche des résultats de Jennifer Bryce et al qui avaient trouvé à travers leurs études regroupant 72 pays une mortalité due paludisme de 8 %.[39] Dans notre région[6], la vulgarisation des moustiquaires imprégnées d'insecticide dans la population depuis l'année 2001 et l'adoption depuis l'année 2005 en première ligne de traitement de l'association l'artesunate amodiaquine comme politique nationale de lutte contre la paludisme sont autant d'actions prometteuses en faveur d'une diminution de la mortalité due au paludisme dans le futur.

La proportion d'autres pathologies telles que pneumopathie, gastroentérite et rougeole ont baissé passant ainsi respectivement de 14.9% à 10.15%, de 24.0% à 3.47%, de 3.9% à 2.23%.

---

[6] Ministère de la santé publique RDC, Plan nationale de développement sanitaire, Mars 2010

Septante pour cent d'enfants décédés de pneumopathie dans notre étude étaient en malnutrition aigue sévère. La pneumonie est fréquente chez les enfants souffrant de malnutrition et souvent associée à une issue fatale [40,41]. Dans notre échantillon, 58.5% (24/41) d'enfants décédés de pneumopathie étaient en malnutrition aigüe sévère. Ainsi de nombreux auteurs suggèrent une amélioration de la prise en charge de la malnutrition aigüe sévère comme une des interventions à considérer pour réduire la mortalité due aux pneumopathies [42, 43]. De ce fait, à l'HPL, la diminution de mortalité serait surtout attribuée à la meilleure prise en charge de la malnutrition sus-jacente, mais également à l'acquisition d'un oxygénateur médical une année avant le début de cette étude.

Notre étude a montré que la mortalité causée par les gastroentérites a drastiquement baissée de 85% par rapport à celle qu'elle était auparavant à l'HPL. Cette diminution est en concordance avec la situation décrite au Brésil par Andrade et al. qui avaient objectivé une nette diminution de taux d'enfants admis en hospitalisation pour diarrhée passant ainsi de 70‰ à 40‰.[44] En outre, d'autres études réalisées au Mexique [45], au Philippine [46], en Egypte [47] ont montré qu'une nette diminution de mortalité due à la diarrhée était concomitamment observée depuis l'augmentation de l'utilisation de sérum de réhydratation orale (SRO) dans le traitement des gastroentérites dans ces pays. Cette augmentation de l'utilisation de SRO a été également objectivée en Afrique Subsaharienne et a contribué ainsi à la diminution de la mortalité due à la diarrhée [46] Cependant, de même que pour les pneumopathies, certains auteurs ont montré que la diarrhée associée à la malnutrition aigue sévère est un indice de mauvais pronostic vital [48,49] et que dans 40% des décès liés à la diarrhée, la malnutrition aigue sévère était associée à une diarrhée prolongée [50]. En cas de gastroentérite chez les malnutris, la Solution de réhydratation orale pour la malnutrition aigüe sévère (RESOMAL) par rapport à la SRO est la solution qui offre un meilleur bénéfice en termes de correction hydro électrolytique [51].Dans notre étude, 78.6%(11/14) d'enfants décédés de gastro-entérite étaient en malnutrition. A l'HPL, la diminution de la mortalité due à la diarrhée serait ainsi en grande partie le résultat d'une meilleure prise en charge de la malnutrition. A ceci on pourrait ajouter les autres actions telles, l'utilisation de SRO et RESOMAL en hospitalisation mais aussi une amélioration en terme de couverture de certaines interventions[7] de santé publique implantées dans la zone de santé qui combinent la promotion de l'allaitement maternel, l'approvisionnement en eau potable, la supplémentation en vitamine A, la construction de latrines et la vaccination contre la rougeole.

Dans notre étude, la fréquence de décès due à la rougeole a légèrement baissé ; cette diminution est remarquée également dans de nombreux pays, depuis l'augmentation de la couverture vaccinale de la rougeole. En RDC, selon les estimations[8] du ministère de la santé publique, on estime que la couverture vaccinale de la rougeole a ainsi augmenté passant de 46% à 63% de 2001 à 2007. D'après les données du CDC[9], la couverture mondiale vaccinale de la rougeole est passée de 72% à 80% de 2000 à 2006 ; cette augmentation de la couverture vaccinale s'est accompagnée d'une baisse de 70 % de la mortalité due à la Rougeole au niveau mondial et de 90 % au niveau de l'Afrique [52]. Une très forte couverture vaccinale $\geq 95\%$ serait nécessaire comme le suggère Nokes et al pour interrompre la transmission de ce virus hautement contagieux. [53]

c. Facteurs d'admission associés à la mortalité

En complément à l'étude précédente effectuée [8] à l'HPL, d'autres variables d'admission ont été ajoutées dans notre étude pour juger leur pertinence par rapport à la mortalité. Ce sont, pour les variables cliniques nutritionnelles: l'aspect de cheveux, l'antécédent de malnutrition aigüe sévère chez le patient; pour les variables cliniques infectieuses: les lésions buccales, les signes d'auscultations pulmonaire, l'incapacité de boire, la prostration, les lésions infectées de la peau, le vomissement à répétition et pour les variables biologiques, la numération de lymphocytes, neutrophiles, plaquettes.

---

[7] Rapport annuel 2007 de la Zone de santé de Mithi Murhesa, Sud Kivu, RDCongo
[8] Ministère de la santé publique RDC, Plan nationale de développement sanitaire, Mars 2010
[9] CDC= Centers of Disease Control

Se référant aux paramètres démographiques (tableau5), l'enfant de moins de 12 mois avait un risque élevé de décès par rapport aux autres tranches d'âge. Ce constat est en concordance avec les résultats des études précédentes réalisées dans le même milieu [8,54] et d'autres réalisées ailleurs.[27,55] Cette situation s'expliquerait par une immaturité immunitaire des jeunes enfants par rapport au plus âgés.[56]

Certains auteurs ont montré une forte mortalité des filles par rapport aux garçons dans le pays en développement car les parents accorderaient plus d'attention aux garçons considérés comme garants de la perpétuation du clan, et de ce fait, les filles seraient amenées à l'hôpital plus tardivement que les garçons [55, 57, 58]. Contrairement à ces auteurs et à l'étude précédente [8] qui avait trouvé également une mortalité élevée en faveur du sexe féminin, notre étude ainsi que celle de Bitwe et al [7] effectuée au Nord-kivu en RDC montrent une différence non significative de mortalité entre les deux sexes. Ceci pourrait être attribué à un changement de comportement de la population suite aux sensibilisations effectuées par les personnels sanitaires afin d'éviter de recours tardif aux soins.

Par rapport aux paramètres nutritionnels (tableau6), tout comme dans l'étude précédente [8], un périmètre brachial inferieur à 115mm était associé à une forte mortalité. Dans une étude effectuée au Bangladesh, Briend et al. avaient montré que le périmètre brachial constituait le meilleur prédicteur de la mortalité pendant le premier mois d'hospitalisation avec une spécificité atteignant 94%.[59] Ceci sera également affirmé par les études de Dramaix et al. qui avaient montré qu'en l'absence de paramètres biologiques en l'occurrence l'albumine sérique et la transthyretine, il serait recommandé de classifier les enfants malnutris à risque de décès en fonction du périmètre brachial inférieur à 115 mm et /ou en présence d'œdèmes. [60]

Par ailleurs, en contraste avec les résultats de Hennart et al [61] qui avaient montré que certaines données cliniques dont la présence d'œdèmes et d'une anomalie de cheveux étaient associées à une risque élevé de décès, notre étude a montré que les enfants présentant ces caractéristiques, de même lorsqu'ils présentaient un antécédent de malnutrition aigüe sévère avaient moins de risque de décès. Ainsi, à l'instar de l'étude de Bitwe et al.[7], on constate que la présence d'œdème qui jadis était considéré comme un meilleur prédicteur de la mortalité [8,54, 60], n'est plus un facteur de risque ; ceci s'expliquerait par l'utilisation des laits thérapeutiques F75 et F100 dans le traitement de la malnutrition aigue sévère qui aurait un impact dans la réduction rapide des œdèmes et la diminution du risque de décès.[62]

En fonction du diagnostic clinique de malnutrition à l'admission, les enfants souffrant de marasme et malnutrition aigüe sévère mixte présentaient plus de risque de décès que ceux souffrant Kwashiorkor. En outre, on constate que les indices nutritionnels Z-score PPT et Z-score PPA des patients de notre étude étaient associés significativement à la mortalité alors que le Z-score TPA ne l'était pas. Ces résultats rejoignent ceux de Lincoln Chen et al. au Bangladesh qui avaient trouvé que quel que soit l'indice anthropométrique utilisé, les enfants classés en malnutrition aigüe sévère par ces indices présentaient plus de risque de décès et l'association entre le décès et les indices Z-score PPT et Z-score PPA étaient plus fortes qu'entre le décès et l'indice Z score TPA qui reflète plus une malnutrition chronique au sein de la population.[63] Néanmoins, certains auteurs ont trouvé que l'indice Z score PPT n'avait pas un excellent pouvoir discriminant de la mortalité.[64]

Contrairement aux études précédentes menées à l'HPL, la malnutrition constitue la plainte principale d'admission comparativement aux autres plaintes d'ordre infectieux et est moins associée au décès.(tableau7) Ceci pourrait s'expliquer par l'implantation depuis l'année 2001 de centres nutritionnels de supplémentation dans les différents aires de santé ayant pour rôle de sensibiliser la population sur la lutte contre la malnutrition, de traiter en ambulatoire les enfants souffrant de malnutrition aigüe modérée et de transférer le plus rapidement les cas de malnutrition aigüe sévère identifiés dans la population vers le centre nutritionnel thérapeutique de référence qui est l'HPL.

Pour réduire la mortalité hospitalière dans les pays en développement, l'OMS avait identifié 13 signes de gravité pour lesquels la présence de l'un de ces signes impliquait une prise charge intensive. Ces signes sont : l'incapacité de boire, les lésions de la peau, l'état de la conscience, les convulsions, l'émaciation, la présence d'œdèmes, le tirage intercostal, le stridor, la déshydratation, les vomissements répétés, la pâleur des conjonctives, l'écoulement purulent de l'oreille, et l'ulcération cornéenne.[65] Seuls ces deux derniers signes n'étaient pas relevés à l'HPL parmi les variables cliniques infectieuses. Toutefois, la présence d'au moins un de ces signes de danger était observée chez 88 % d'enfants hospitalisés à l'HPL et le risque de mortalité [RR 1.7 (1.24 – 2.42)] était supérieur de manière significative dans ce groupe par rapport aux enfants qui n'en avaient pas ; Ceci est en concordance avec l'étude de Paxton et al au Kenya qui avaient trouvé que plus de la moitié des enfants hospitalisés présentaient l'un de ces signes et parmi ceux-ci, 89% d'enfants étaient décédés.[66]

Dans l'analyse uni variée, tous ces signes de danger étaient associés à la mortalité à l'exception de la pâleur des conjonctives et les convulsions. Ceci est en accord avec les résultats antérieurs de Bahwere et al.[8], et de Sha D. et al en Inde qui, jadis, proposaient déjà de retirer ces deux signes de ces 13 signes de gravité.[67].

Sur base des autres signes cliniques infectieux retenus dans notre étude, on constatait pour certains catégories telles que la raideur de la nuque, l'ictère, l'hypothermie, le coma, le risque relatif de décès était plus élevé (RR>2) que dans les autres catégories significativement associées au décès telles que l'hépatomégalie, la prostration, le battement des ailes du nez, le rythme respiratoire >50/min et le rythme cardiaque > 120/min. Parmi ces signes, Bahwere et al.[8] avaient déjà suggéré d'inclure l'ictère et l'hépatomégalie dans les signes de danger ; en effet, plusieurs études avaient montré que l'ictère et l'hépatomégalie étaient de meilleurs prédicteurs de la mortalité pour les enfants souffrant de bactériémie d'une part et d'autre part de pneumopathies, septicémies ou de malnutrition.[41,68] Notre étude ainsi confirme également l'importance de deux signes et réitère la proposition de les inclure comme signes de danger.

En concordance avec les diagnostics infectieux de décès, on constate que la méningite et la septicémie/bactériémie sont les 2 premiers diagnostics infectieux d'admission associés fortement à la mortalité. L'étude antérieure montrait déjà l'émergence de la bactériémie parmi les pathologies d'admissions associées de décès. Ainsi, se référant à l'association entre le diagnostic de septicémie/bactériémie et de la mortalité identifiée par l'étude antérieure et celle des autres auteurs [7], nous suggérons que la bactériémie devrait être incluse dans l'élaboration des algorithmes de traitement de premières lignes malgré son diagnostic difficile chez l'enfant et son association avec plusieurs autres pathologies à la fois.[69, 70]

Suites aux infrastructures de laboratoires limitées dans les pays en développement, nous avons ainsi inclus dans notre étude certains examens paracliniques non spécialisés qui sont capables d'être effectués par l'agent de santé de première ligne à l'exception de l'albumine sérique.

Dans notre étude, les nombres de leucocytes ($< 4000/mm3$, $>=15000/mm^3$), de lymphocytes (<35%, >60%), de neutrophiles (>60%) et des plaquettes (<$150000/mm^3$; >$400000/mm^3$) d'admission étaient associés significativement à la mortalité. Ces observations montrent ainsi l'intérêt capital à accorder à ces examens lors de l'admission d'un patient. Dans notre étude, une vitesse de sédimentation > 30mm était associée à un moindre risque de décès. Cette observation avait été faite également dans l'étude antérieure tout en montrant sa forte corrélation avec le diagnostic de la bactériémie.[68]

Nos résultats ont montré que l'albumine sérique prélevée à l'admission était fortement associée à la mortalité intra hospitalière. Ceci était en concordance avec les observations de Dramaix et al qui avaient montré que ce paramètre était le meilleur prédicteur de la mortalité comparativement aux indices nutritionnels et la présence d'œdèmes.[54]

d. Modèles de régression logistique des paramètres d'admission par rapport à la mortalité

En analyse multivariée, nous constatons que 10 signes infectieux différents ont été retenus par les 3 modèles.[tableau9] Il s'agit de l'incapacité de boire, la prostration, l'ictère, les lésions infectées de la peau, les lésions buccales, le rythme respiratoire, le coma, la raideur de la nuque, l'hépatomégalie, les vomissement à répétition. Parmi ceux-ci, 3 signes ne figurent pas parmi les signes de danger à savoir les lésions buccales l'ictère, et hépatomégalie. En plus de ces deux derniers signes suggérés par l'étude de Bahwere et al, notre étude vient de montrer que les lésions buccales devraient également attirer l'attention du personnel soignant lors de l'examen clinique à l'admission de l'enfant et faire partie des signes cliniques de danger dans la région.

Parmi les variables nutritionnels, on constate que le périmètre brachial a été retenu dans les modèles logistiques ; De nombreuses études ont montré que ce paramètre offrait un meilleur compromis entre spécificité et sensibilité en termes de prédiction de la mortalité. [71, 72] Briend et al attribuent ces bonnes qualités diagnostiques pour le fait le périmètre brachial sélectionne des sujets à la fois plus jeunes et dénutris mais également au fait qu'il est un reflet de la masse musculaire. [73]

En outre, dans les modèles sur l'ensemble des enfants (total et au de là de 6 mois), on constate que l'indice Z-score PPT a été retenu. Un faible indice Z-score PPT est habituellement considéré comme le meilleur critère d'un amaigrissement récent et par rapport à notre hôpital, celui-ci devrait être utilisé surtout chez les enfants de moins de 6 mois pour lesquels le périmètre brachial ne peut être utilisé et en l'absence de l'albumine sérique.

Par rapport aux variables paracliniques, dans le modèle logistique effectué sur la totalité de l'échantillon, l'hyperneutrophilie a été retenue. Celui-ci constitue un marqueur très important d'une infection bactérienne surtout dans notre contexte de maladies infectieuses. Dans notre étude, l'hyperneutrophilie est beaucoup plus associée au diagnostic de paludisme comparativement aux autres diagnostics infectieux. Le paludisme étant la 3ème cause de décès, l'association entre cette pathologie et l'hyperneutrophilie devrait ainsi attirer l'attention du personnel soignant. Dans le modèle établie sur l'échantillon réduit où l'albumine a été mesurée, après ajustement pour les autres variables, on constate que l'albumine sérique reste associée à la mortalité, ce qui confirme son importance en termes de prédiction de la mortalité.

V. Conclusions

Cette étude a permis de confirmer l'importance de la relation entre différents paramètres d'admission et la mortalité hospitalière. En effet, les associations entre la mortalité et certaines variables démographiques, cliniques et biologiques ont confirmé quelques résultats antérieurs et ont permis de mettre en évidence des modifications au niveau de certains prédicteurs de la mortalité.

Nos résultats ont montré l'importance de la bactériémie et les méningites comme de pathologies principales responsables de décès contrairement aux pathologies antérieures qui étaient regroupées dans les 4 grandes pathologies de la PCIMNE à savoir les gastro-entérites, les pneumopathies, la Malaria et la Rougeole.

En analyse uni variée, contrairement à l'étude antérieure précédente effectuée à l'HPL, nos résultats ont montré une différence non significative de mortalité selon le sexe. Quant aux variables nutritionnelles, la présence d'œdème, l'aspect anormal de cheveux ne constituent plus des variables associées à la mortalité. Parmi les variables cliniques infectieuses, seuls 4 signes notamment la pâleur de conjonctives, les convulsions, les vomissements répétés et la splénomégalie n'étaient pas associés significativement à la mortalité. Par rapport aux paramètres biologiques, trois nouvelles variables ont été étudiées à savoir le taux de lymphocytes, de neutrophiles et la numération de plaquettes et présentaient une association significative avec la mortalité.

En analyse multivariée, trois modèles de régression logistique ont été construits. Aucune variable démographique n'a été retenue; deux variables nutritionnelles ont été retenues à savoir le périmètre brachial et l'indice Z-score PPT. Parmi les variables cliniques infectieuses, 10 signes cliniques ont été retenus parmi lesquels trois signes ne figuraient pas dans les algorithmes diagnostic du PCIMNE notamment l'ictère, l'hépatomégalie et les lésions buccales. Par rapport aux variables biologiques, l'albumine sérique, la goutte épaisse et le taux de neutrophile ont été retenus. Ainsi en complément aux études antérieures, nos résultats suggèrent d'inclure non seulement l'ictère et l'hépatomégalie, mais aussi les lésions buccales et le taux de neutrophiles >60% parmi les signes de danger à l'admission de l'enfant dans la région.

VI. Références bibliographiques

1. Unicef, http://www.unicef.org/french/mdg/childmortality.html; consulté le 20 février 2011

2. Unicef, situation des enfants dans le monde, 2009

3. Nations Unies, Global Health Observatory, http://www.un.org/fr/millenniumgoals/pdf/goal4.pdf, consulté le 20 février 2011.

4. Y. Gamatie, MD, A. Prual, MD, MPH, J. Wollo, MD, and D. Huguet MD, Are Pediatric Wards in Developing Countries Only places to Die? A study of prior to hospitalization risk factors of death among 0-2 year old hospitalized children in Niamey, capital of Niger, J Trop Pediatr. 1994, 40 (1): 54-57.

5. Hanifa Bachou, James K Tumwine,1 Robert KN Mwadime,2 and Thorkild Tylleskär, Risk factors in hospital deaths in severely malnourished children in Kampala, Uganda, BMC Pediatr. 2006; 6: 7.

6. Savadogo L, Zoetaba I, Donne P, Hennart P, Sondo BK, Dramaix M. Prise en charge de la malnutrition aiguë sévère dans un centre de réhabilitation et d'éducation nutritionnelle urbain au Burkina Faso. Revue d'épidémiologie et de santé publique, 2007 ; 55: 265-274.

7. Richard Bitwe, Michèle Dramaix, Philippe Hennart, Modèle pronostique simplifié d'évaluation de la mortalité intra hospitalière globale des enfants en Afrique centrale, Tropical Medicine & International Health Volume 11 January 2006, Issue 1, pages 73–80,

8. Bahwere P. Contributions à l'amélioration et à l'évaluation de la prise en charge globale de l'enfant hospitalisé en Afrique centrale (Sud-Kivu). Thèse, Méd, Bruxelles, ULB, 2002, 297p.

9. Roemer M.I. et Montoya C, L'évaluation et l'assurance de la qualité des soins de santé primaires, OMS 1989 publ. n°105

10. Nolan T, Angos P, Cunha A JLA, Muhe L, Quasi S, Simoes EA et al. Quality of hospital care for seriously ill children in less-developed countries. Lancet 2001; 357: 106-10.

11. ONU, Déclaration du Millénaire, ONU A/Res/55/2, 2000

12. Morris SS, Black RE, Tomaskovic L. Predicting the distribution of underfive deaths by cause in countries without adequate vital registration systems. *International Journal of Epidemiology,* 2003, 32:1041–1051.

13. Bryce J, Boschi-Pinto C, Shibuya K, Black RE, WHO Child Health epidemiology. WHO estimates of the causes of death in children? Lancet 2005; 365: 1147-1152.

14. Murray CJL et Lopez AD. The global burden of disease: a comprehensive assessment of mortality and disability from diseases, injuries, and risk factors in 1990 and projected to 2020. Genève, OMS, 1996.

15. Unicef, La survie de d'enfant, Situation des enfants dans le monde 2008, pp1

16. OMS, Manuel sur la PCIME prise en charge intégrée de maladie de l'enfant, Avril 2001

17. OMS, Triage, évaluation et traitement d'urgence, 2010

18. Weber MW et al. Evaluation of an algorithm for the integrated management of childhood illness in an area with seasonal malaria in the Gambia. Bulletin of the World Health Organization, 1997, 75 (Suppl. 1): 25-32.

19. Perkins BA et al. Bulletin of the World Health Organization, 1997, 75 (Suppl. 1): 33-42.

20. Simoes EAF et al. Performance of health workers after training in integrated management of childhood illness in Gondar, Ethiopia. Bulletin of the World Health Organization, 1997, 75 (Suppl. 1): 43-53.

21. WHO Division of Child Health and Development & WHO Regional Office for Africa. Integrated management of childhood illness: field test of the WHO/ UNICEF training course in Arusha, United Republic of Tanzania. Bulletin of the World Health Organization, 1997, 75 (Suppl. 1): 55-64

22. Kolstad PR et al. The integrated management of childhood illness in western Uganda. Bulletin of the World Health Organization, 1997, 75 (Suppl. 1): 77-85.
23. Kalter HD et al. Identifying sick children requiring referral to hospital in Bangladesh. Bulletin of the World Health Organization, 1997, 75 (Suppl. 1): 65-75
24. Zucker JR et al. Clinical signs for the recognition of children with moderate or severe anaemia in western Kenya. Bulletin of the World Health Organization, 1997, 75 (Suppl. 1): 97-102.
25. Kalter HD et al. Evaluation of clinical signs to diagnose anaemia in Uganda and Bangladesh, in areas with and without malaria. Bulletin of the World Health Organization, 1997, 75 (Suppl. 1): 103-111.
26. Dramaix M., Hennart Ph., Paluku, Mudjene O., Smets R., Donnen Ph., Tonglet R. & Brasseur D. Valeur des indicateurs nutritionnels pour le pronostic de la mortalité intra-hospitalière chez les enfants du Kivu. Rév. Epidém. et Santé Publ. 1993. 41, 131-138.
27. Prudhon C, Briend A, Laurier D, Golden MH & Mary JY Comparison of weight and height based indices for assessing the risk of death in severly malnourished children. American Journal of Epidemiology.1996, 144, 116–123.
28. Richard Bitwe, Contribution à la réduction de la mortalité intra hospitalière des enfants en Afrique centrale, Nord Kivu - RD Congo, thèse, Med, Bruxelles, 2009
29. http://www.statistiques-mondiales.com/congo_kinshasa.htm [consulté le 14 fevrier 2011]
30. L'Echo, Le "paradis" où le droit fera la loi, novembre 2010.
31. OCDE, Perspectives économiques en Afrique 2005/2006, RDC, ISBN: 9264022457, Mai 2006
32. Porignon D., Adéquation des systèmes des santés de district en situation critiques ; expérience dans la région des grands Lacs africains. Thèse présentée en vue de

l'obtention du titre de Docteur en sciences de la santé publique. Ecole de santé publique ; Université libre de Bruxelles.2003.

33. Hennart P, Mudjene O, Balegamire B., Paluku, De vos D, Smets R, Brasseur D and Dramaix M. Etude d'une cohorte d'enfants admis dans un hôpital pédiatrique du Sud-Kivu (Zaïre).In : Alimentation et nutrition dans les pays en développement. 4èmes Journées Internationales du GERM.D Lemonier, Y Ingenbleek et Ph Hennart (eds). Acct-Aupelf-Karthala, Paris1991 pp 298 – 303.

34. Pelletier DL, Frongillo EA Jr, Schroeder DG, Habicht JP. The effects of malnutrition on child mortality in developing countries. Bull World Health Organ 1995; 73 (4): 443-8.

35. Murray CJ, Lopez AD., Global mortality, disability, and the contribution of risk factors: Global Burden of Disease Study. Lancet. 1997 May 17;349(9063):1436-42.

36. Kuppermann N, Fleisher GR, Jaffe DM. Predictors of occult pneumoccoccal bacteremia in Young febrile children. Ann Emerg Med 1998; 31(6):679-87

37. Sáez-Llorens X, McCracken GJ Jr. Antimicrobial and antiinflammatory treatment of bacterial meningitis, Infect Dis Clin North Am 1999; 13: 619–36.

38. X. Sáenz-Llorens and G.H. McCracken Jr., Bacterial meningitis in children, Lancet 361 (2003), pp. 2139–2148.].

39. Bryce J, Boschi-Pinto C, Shibuya K, Black RE, WHO estimates of the causes of death in children. Lancet. 2005 Mar 26-Apr 1;365(9465):1147-52.

40. Loeb M, High K., The effect of malnutrition on risk and outcome of community-acquired pneumonia. Respir Care Clin N Am. 2005 Mar; 11 (1):99-108.

41. Demers AM, Morency P, Mberyo-Yaah F, Jaffar S, Blais C, Somsé P, Bobossi G, Pépin J. Risk factors for mortality among children hospitalized because of acute respiratory infections in Bangui, Central African Republic. Pediatr Infect Dis J. 2000 May;19(5):424-32.

42. M. R. Savitha, S. B. Nandeeshwara, M. J. Pradeep Kumar, Farhan-ul-haque and C. K. Raju Modifiable risk factors for acute lower respiratory tract infections. Indian Journal of Pediatrics 2007 Volume 74, Number 5, 477-482,

43. Tupasi TE, Mangubat NV, Sunico ME, Magdangal DM, Navarro EE, Leonor ZA, Lupisan S, Medalla F, Lucero MG Malnutrition and acute respiratory tract infections in Filipino children. Rev Infect Dis. 1990 Nov-Dec;12 Suppl 8:S1047-54.

44. Andrade IG, Queiroz JW, Cabral AP, Lieberman JA, Jeronimo SMImproved sanitation and income are associated with decreased rates of hospitalization for diarrhoea in Brazilian infants. Trans R Soc Trop Med Hyg. 2009 May;103(5):506-11. Epub 2009 Feb 11.

45. Gutiérrez G, Tapia-Conyer R, Guiscafré H, Reyes H, Martínez H, Kumate J. Impact of oral rehydration and selected public health interventions on reduction of mortality from childhood diarrhoeal diseases in Mexico. Bull World Health Organ. 1996;74(2):189-97.

46. Cesar G. Victora, Jennifer Bryce, Olivier Fontaine, & Roeland Monasch, Reducing deaths from diarrhoea through oral rehydration therapy, Bull World Health Organvol.78 no.10 Geneva 2000

47. Miller P, Hirschhorn N. The effect of a National Control of Diarrheal Diseases Program on Mortality: the case of Egypt. Social Science and Medicine, 1995, 40: S1–S30

48. Rice AL, Sacco L, Hyder A, Black RE, Malnutrition as an underlying cause of childhood deaths associated with infectious diseases in developing countries., Bull World Health Organ. 2000;78(10):1207-21.

49. Fagundes-Neto U, de Andrade JA. Acute diarrhea and malnutrition: lethality risk in hospitalized infants. J Am Coll Nutr 1999; 18: 303–08

50. Mittal SK. Chronic diarrhea in tropics. Indian J Pediatr. 1999; 66 (1 Suppl):S4-15.

51. Alam NH, Hamadani JD, Dewan N, Fuchs GJ, Efficacy and safety of a modified oral rehydration solution (ReSoMaL) in the treatment of severely malnourished children with watery diarrhea. J Pediatr. 2003 Nov;143(5):614-9.
52. The centers of disease control and prevention, Progress in Global Measles Control and Mortality Reduction 2000-2006 *JAMA*. 2008; 299 (4):400-402.
53. Nokes, R.M. Anderson, Measles, mumps, and rubella vaccine: what coverage to block transmission? Lancet 2 8624 (1988), p. 1374.]
54. M Dramaix, P Hennart, D Brasseur, P Bahwere, O Mudjene, R Tonglet, P Donnen, R Smets, Serum albumin concentration, arm circumference, and oedema and subsequent risk of dying in children in central Africa. BMJ 1993;307:710-713
55. Victoria CG, Wagstaff A, Schellemberg JA, Gwatkin D, Claeson M & Habicht JP, Appling an equity lens to child health mortality: more of the same is not enough. Lancet 2003; 362: 233–241
56. Chandra RK, Nutritional and the immune system from birth to old age. European Journal of Clinical Nutrition (2002) 56, S73–S76
57. Mitra AK, Rahman MM & Fuchs GJ, Risk factors and gender differentials for death among children hospitalized with diarrhoea in Bangladesh. Journal of Health, Population, and Nutrition (2000) 18, 151–156.
58. .A. Buffin, Y. Lehingue, C. Aurenche, F. Beaufils, Activité pédiatrique d'un hôpital rural en zone sahélienne à Tokombéré (Cameroun). Description et approche qualitative sur une période de 1 an, Archives de Pédiatrie, 1998, 5 : 1072-1081
59. Briend A, Wojtyniak B, Rowland MG., Arm circumference and other factors in children at high risk of death in rural Bangladesh. Lancet. 1987;2(8561):725-8.
60. Dramaix M, Brasseur D, Donnen Ph, Bawhere P, Porignon D, Tonglet R, Hennart P, Prognostic indices for mortality of hospitalized children in Central Africa, American Journal of Epidemiology, 1996; 143, n°12 : 1235-43.

61. Ph. Hennart M., Ruchababisha, M Dramaix, D. Brasseux, Devenir d'enfants âgés de 0 à 3 ans et apports de l'anthropométrie et de la Biologie du couple mère et enfant en Afrique central, 4ème Journée Internationale du GERM.D Lemonier, Y Ingenbleek et Ph Hennart (eds). Acct-Aupelf-Karthala, Paris1991.

62. André Biend, La malnutrition de l'enfant, des Bases physiopathologiques à l apprise en charge sur le terrain, Institut Danône 1998, 163p.

63. Chen LC, A Chowdhury AKMA, Huffman SL. Anthropometric assessment of energy-protein malnutrition and subsequent risk of mortality among preschool aged children. Am J Gin Nutr 1980 ;33: 1836-45.

64. ALAM N., WOJTYNIAK B., RAHAMAN M. Anthropometric indicators and risk of death. Am. J. Clin. Nutr. 1989; 49: 884-888.

65. World Health Organization. An integrated approach to management of childhood illness: Development and research priorities. Unpublished document WHO/CDR/94.7, 1994 (available upon request from Division of Child Health and Development, World Health Organization, 1211 Geneva 27, Switzerland).

66. Paxton LA, Redd SC, Steketee RW, Otieno JO & Nahlen B An evaluation of clinical indicators for severe paediatric illness. WHO Bulletin OMS (1996);74: 66613–66618

67. Shah D, Sachdev HP.Evaluation of the WHO/UNICEF algorithm for integrated management of childhood illness between the age of two months to five years. Indian Pediatr. 1999 Aug; 36 (8):767-77.

68. Bahwere P, Levy J, Hennart P, Donnen P, Lomoyo W, Dramaix-Wilmet M, Butzler JP, De Mol PCommunity-acquired bacteremia among hospitalized children in rural central Africa. Int J Infect Dis. 2001;5 (4):180-8.

69. Cheesbrough JS, Taxman BC, Green SD, Mewa FI, Numbi A. Clinical definition for invasive Salmonella infection in African children. Pediatr Infect Dis J. 1997 Mar;16(3):277-83

70. Brent AJ, Oundo JO, Mwangi I, Ochola L, Lowe B, Berkley JA., Salmonella bacteremia in Kenyan children. Pediatr Infect Dis J. 2006 Mar; 25 (3):230-6.

71. AHMAD SH, MOONIS R, SHAHAB T et al. - Effect of nutritional status on total parasite count in malaria. Indian J Paediatr. 1985 ; 52 :285-7

72. BRIEND A., DYKEWICZ C., GRAVEN K., MAZUMDER R.N., WOJTYNIAK B., BENNISH M.. Usefulness of nutritional indices and classifications in predicting death of malnourished children. Br. Med. J. 1986 293, 373-375.

73. ALAM N., WOJTYNIAK B., RAHAMAN M. Anthropometric indicators and risk of death. Am. J. Clin. Nutr. 1989 49, 884-888.

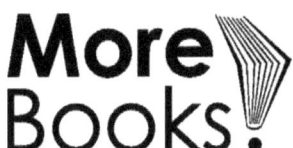
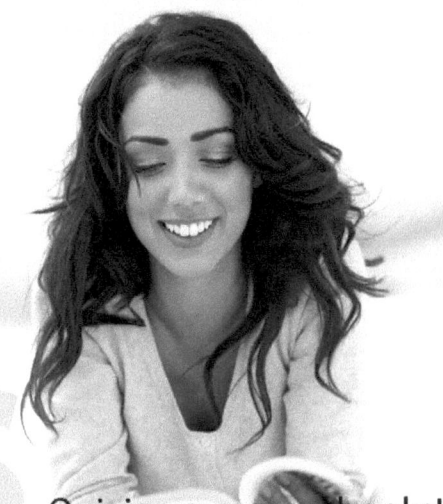

Oui, je veux morebooks!

I want morebooks!

Buy your books fast and straightforward online - at one of the world's fastest growing online book stores! Environmentally sound due to Print-on-Demand technologies.

Buy your books online at
www.get-morebooks.com

Achetez vos livres en ligne, vite et bien, sur l'une des librairies en ligne les plus performantes au monde!
En protégeant nos ressources et notre environnement grâce à l'impression à la demande.

La librairie en ligne pour acheter plus vite
www.morebooks.fr

OmniScriptum Marketing DEU GmbH
Heinrich-Böcking-Str. 6-8
D - 66121 Saarbrücken
Telefax: +49 681 93 81 567-9

info@omniscriptum.com
www.omniscriptum.com

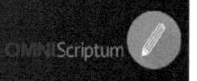

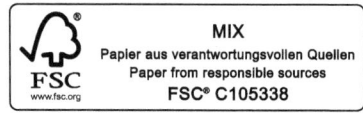

Printed by Books on Demand GmbH, Norderstedt / Germany